LES

TÉTANOS PARTIELS

ET

LEUR TRAITEMENT SÉROTHÉRAPIQUE

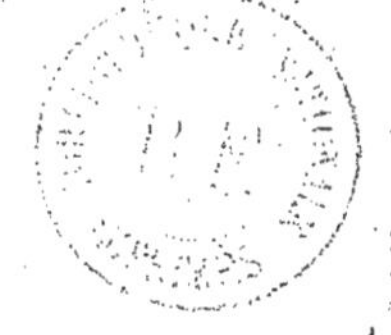

PAR

Le Dr Jean FRICKER

Élève de l'École du service de santé militaire,
Médecin aide-major de 2e classe,
Licencié ès sciences

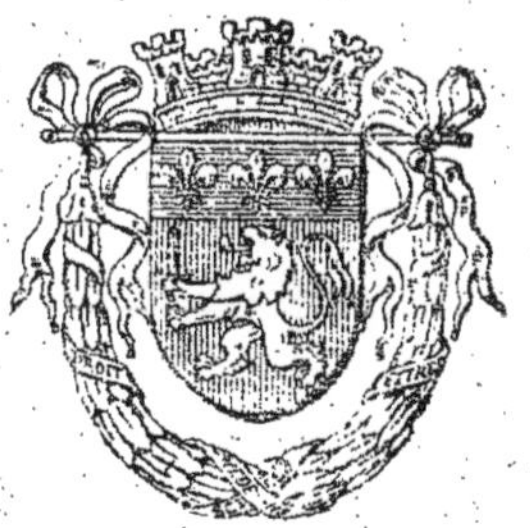

LYON

A. REY, IMPRIMEUR-ÉDITEUR DE L'UNIVERSITÉ

4, RUE GENTIL, 4

1916

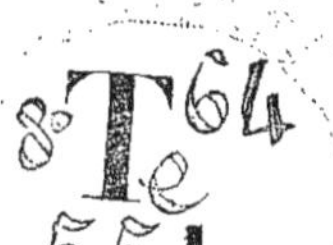

LES

TÉTANOS PARTIELS

ET

LEUR TRAITEMENT SÉROTHÉRAPIQUE

LES
TÉTANOS PARTIELS
ET
LEUR TRAITEMENT SÉROTHÉRAPIQUE

PAR

Le Dr Jean FRICKER

Élève de l'École du service de santé militaire,
Médecin aide-major de 2e classe,
Licencié ès sciences

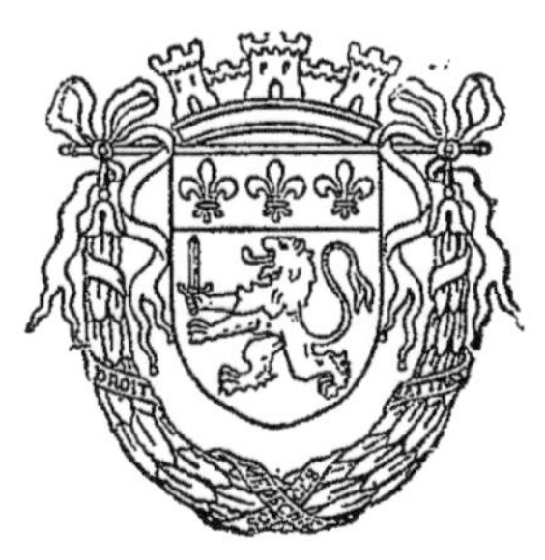

LYON

A. REY, IMPRIMEUR-ÉDITEUR DE L'UNIVERSITÉ

4, RUE GENTIL, 4

1916

A LA MÉMOIRE DE MON PÈRE

Médecin de la marine de l'Etat.

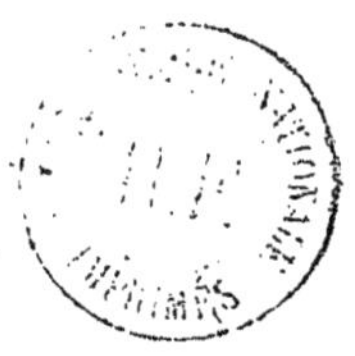

A MA MÈRE

Témoignage d'affection et de reconnaissance.

A MES FRÈRES

A mon Président de thèse

MONSIEUR LE PROFESSEUR AUGUSTE POLLOSSON

Professeur de Clinique de Gynécologie.

A MONSIEUR LE PROFESSEUR MERIEL

Professeur de Clinique chirurgicale à la Faculté de Toulouse.

C'est à lui que nous devons l'idée et les matériaux de cette thèse qu'il a bien voulu nous inspirer.

Qu'il soit assuré ici de notre profonde reconnaissance pour la bienveillance qu'il nous témoigna pendant notre séjour à Foix.

A MES MAITRES CIVILS ET MILITAIRES

A MES CAMARADES DU 32e CORPS D'ARMÉE

AVANT-PROPOS

Ce n'est pas sans une certaine émotion que nous nous voyons arrivé au terme de nos études médicales que la guerre a retardé de plus d'un an.

Sur le point de repartir au front pour la troisième fois, nous envoyons à tous nos maîtres civils et militaires, à tous nos amis, un souvenir ému, et nous nous inclinons pieusement sur la tombe de ceux de nos camarades qui sont tombés glorieusement au champ d'honneur.

LES

TÉTANOS PARTIELS

ET

LEUR TRAITEMENT SÉROTHÉRAPIQUE

INTRODUCTION

On sait que, chez les animaux, le tétanos expérimental débute toujours par des contractures limitées d'abord aux muscles de la région inoculée. Si la dose de toxine injectée est suffisante, ces contractures s'étendent et se généralisent ensuite à tous les muscles du corps. Chez l'homme, au contraire, le tétanos, s'il débute presque toujours par les muscles constricteurs de la mâchoire, ne semble manifester aucune prédilection pour les muscles de la région infectée. Bien au contraire, les contractures apparaissent souvent et se localisent quelquefois dans une région opposée à celle de la blessure ; c'est, par exemple, ce qui a eu lieu dans l'observation n° IV. D'ailleurs, les contractures ne tardent pas à se généraliser et à atteindre à peu près tous les muscles de la vie de relation. Ce n'est que dans certains cas exceptionnels que le tétanos se localise, chez l'homme, aux muscles d'une région déterminée du corps, constituant alors ce qu'on a appelé un tétanos partiel. A la vérité, les cas de tétanos partiel, exceptionnels autrefois, sont devenus relativement plus fréquents depuis la guerre et, à notre avis, cela n'est pas dû seulement, comme on le verra plus loin, à l'augmentation globale des cas de tétanos. Quoiqu'il en soit, si le tétanos généralisé a été une question d'actualité et d'actualité angoissante au début de la guerre, le tétanos partiel est maintenant une question à l'ordre du jour, en raison surtout des considérations thérapeutiques précises auxquelles il donne lieu.

CHAPITRE PREMIER

DIFFÉRENTES FORMES CLINIQUES DE TÉTANOS PARTIEL

La plus ancienne forme observée est celle du tétanos céphalique, décrite par l'auteur allemand Rose, en 1870. D'autres variétés furent ensuite décrites et, afin de les étudier plus facilement, nous adopterons ici la classification proposée par Courtellemont en tétanos partiel splanchnique et tétanos partiels non splanchniques.

I. — TÉTANOS SPLANCHNIQUE

Le tétanos splanchnique est bien un tétanos partiel, puisque la mort arrive généralement avant que les contractures ne se soient généralisées. Il consiste en une contracture de tous les muscles de la déglutition et de la respiration; par suite il se produit des crises de suffocation avec spasmes glottiques provoqués par la moindre tentative de déglutition. Les crises de dyspnée sont subintrantes, les muscles respiratoires contracturés ne réalisant qu'une hématose insuffisante. Quelquefois, le malade présente également du trismus et de la raideur de la nuque.

Ce tétanos consécutif à une inoculation viscérale (intestin, rectum, vagin, utérus) réalise donc bien une forme de tétanos partiel limité aux muscles de la déglutition, de la respiration et du cou. De toutes les formes partielles, c'est certainement la plus grave, car elle entraîne presque toujours la mort du malade par asphyxie ou syncope dans un délai qui ne dépasse guère quarante-huit heures.

II. — TÉTANOS PARTIELS NON SPLANCHNIQUES

Il s'agit ici de formes qui diffèrent notablement de la précédente, non seulement par leurs localisations différentes, mais aussi par les caractères suivants : ce sont des affections longues rentrant dans ce qu'on a appelé le groupe des tétanos chroniques, alors que le tétanos splanchnique est une affection aiguë au premier chef. Leur incubation est en général très longue, et le plus souvent le tétanos siège au niveau de la région infectée. Cependant, ce n'est pas là une règle absolue, car, dans l'observation n° IV on voit au contraire que, tandis que la blessure initiale avait eu lieu au niveau de la cuisse gauche, le tétanos se déclara et se localisa ultérieurement aux muscles de la tête et du cou, comme si la toxine tétanique s'était fixée d'emblée sur la moelle cervicale.

Ce groupe peut se diviser en :

1° Tétanos de l'extrémité céphalique ;
2° Tétanos unilatéral ;
3° Tétanos partiels des membres ;

1° Tétanos de l'extrémité céphalique.

Les tétanos de l'extrémité céphalique comprennent eux-même quatre variétés :

A. Tétanos céphalique non paralytique.

Cette variété est caractérisée par du trismus et quelquefois une certaine gêne de la déglutition ; il y a aussi de la raideur des muscles du cou et un léger degré de contracture des muscles de la face réalisant le rire sardonique du tétanos généralisé.

B. Tétanos céphalique avec paralysie faciale.

C'est le tétanos céphalique décrit par Rose ; c'est en quelque sorte la forme faciale du tétanos. Dans cette forme, la plaie originelle siège toujours à la face et le plus souvent au niveau de la région orbito-naso-malaire. Il y a du trismus, la dysphagie est fréquente et souvent si douloureuse qu'elle affecte une forme hydrophobique. Mais le caractère le plus saillant, le plus paradoxal de cette forme, c'est une hémi-paralysie faciale siégeant du même côté que la blessure et entraînant une asymétrie comparable à celle de la paralysie faciale unilatérale par prédominance des muscles du côté sain. En certains cas, on a vu cette paralysie être limitée au territoire des branches supérieures ou des branches inférieures du nerf facial, réalisant ainsi le type de la paralysie faciale supérieure ou inférieure. Comme pour tous les tétanos partiels non splanchniques, la marche en est lente, et la mort, qui survient dans 60 pour 100 des cas environ, se produit par la paralysie bulbaire.

Nous n'insisterons pas ici sur la pathogénie de cette curieuse variété de tétanos, car ce serait sortir de notre sujet.

C. Tétanos céphalique avec paralysie des nerfs moteurs de l'œil.

Cette forme coexiste le plus souvent avec une paralysie faciale. Tous les nerfs de l'œil peuvent être touchés, mais c'est le moteur oculaire commun qui est atteint avec le maximum de fréquence. Il y a du strabisme plus ou moins accentué et du ptosis. Cette forme n'est en somme, le plus souvent, qu'une aggravation de la précédente.

D. Tétanos céphalique avec paralysie de l'hypoglosse.

Nous n'insisterons pas sur cette forme exceptionnelle, décrite par Belot en 1903. Les symptômes se déduisent facilement de la localisation et simulent une paralysie glosso-labio-laryngée qui s'accompagne toujours de trismus et de raideur de la nuque.

2° Tétanos unilatéral.

Le tétanos unilatéral, relaté pour la première fois par Klemm en 1896, ne semble être que le premier stade d'un tétanos généralisé. Il est caractérisé par des contractures s'étendant à un seul côté du corps et qui, peu à peu, finissent par envahir les muscles du côté opposé. Cependant, dans certains cas, les contractures sont restées très longtemps limitées à un seul côté du corps, réalisant, pendant une durée assez longue, un tétanos partiel.

3° Tétanos partiels des membres.

A. Tétanos partiel des membres en général.

Les tétanos partiels des membres peuvent affecter les membres supérieurs ou inférieurs; mais, quelle que soit leur modalité, ces tétanos offrent un certain nombre de caractères communs. Après une incubation, généralement très longue (plus de deux mois dans l'observation II et deux mois environ dans l'observation III), l'affection évolue en trois périodes :

a) *Période prététanique.* — Cette période, généralement courte (un à trois jours), se manifeste uniquement par de violentes douleurs au niveau du ou des membres qui doivent être atteints sans raideur des muscles; les mouvements provoqués sont encore possibles.

b) *Période tétanique proprement dite.* — A cette phase douloureuse fait suite une phase de contractures, avec paroxysmes douloureux à l'occasion du moindre mouvement. Les muscles, tendus au maximum, sont rigides et en hyperextension; au niveau du membre supérieur, l'attitude est celle de la flexion, et au niveau du membre inférieur, celle de l'extension.

A part cela, l'état général reste relativement bon, sans température; mais on observe souvent un léger degré de trismus et de raideur de la nuque. Cette période peut se prolonger pendant un temps variable, qui dépasse cependant rarement quinze jours, après quoi, le malade entre dans la période post-tétanique.

c) *Période post-tétanique.* — Cette période fait suite peu à peu à la période précédente et, à son stade définitif, elle est caractérisée par une contracture permanente du ou des membres atteints sans aucun paroxysme douloureux. Le membre atteint est immobilisé dans une attitude fixe; cette rigidité, qui persiste souvent un mois et plus, est un des caractères spéciaux de cette forme de tétanos. Cette phase, par suite de sa longue durée, amène souvent des déformations consécutives : rétractions musculaires, atrophies musculaires, troubles vaso-moteurs, toutes complications qui exigent souvent une longue convalescence.

B. Différentes formes de tétanos partiel des membres.

Maintenant que nous connaissons le schéma de l'évolution des tétanos des membres, nous allons passer successivement en revue les différentes formes cliniques de cette variété de tétanos.

Pour simplifier, on peut les diviser en :
a) Tétanos paraplégique supérieur;
b) Tétanos paraplégique inférieur;
c) Tétanos monoplégique.

a) *Tétanos paraplégique supérieur.* — Dans cette variété, les deux membres supérieurs sont atteints. De chaque côté du corps, le bras contracturé reste accolé au thorax, l'avant-bras est fléchi sur le bras et la main sur le poignet; bref, les deux membres supérieurs sont en flexion forcée. Dans aucune observation nous n'avons relevé de contracture en extension, probablement par suite de la prédominance des fléchisseurs sur les extenseurs. A certains moments, il se produit des spasmes douloureux avec exagération des contractures.

Cette forme est tout à fait exceptionnelle.

b) *Tétanos paraplégique inférieur.* — Cette variété est plus fréquente que la précédente. Les membres sont en extension forcée et on ne parvient pas, malgré toute l'énergie qu'on peut déployer, à obtenir la moindre flexion. Les muscles du mollet sont durs et rigides, et le tendon d'Achille, tendu au maximum, donne au pied la position en équinisme; la jambe est en extension forcée sur la cuisse, et celle-ci sur le bassin. Bref, les différents segments du membre inférieur sont en extension forcée. Presque toujours il existe un léger degré de contracture des muscles de l'abdomen, donnant à celui-ci une rigidité toute particulière. Dans cette forme il n'existe généralement pas de trismus, ni de raideur de la nuque.

c) *Tétanos monoplégique.* — Cette forme réalise le maximum de localisation de la toxine tétanique; elle peut atteindre le membre supérieur ou le membre inférieur. Dans tous les cas, les symptômes sont les mêmes que ceux de la forme paraplégique supérieure ou inférieure, sauf qu'un seul membre est atteint.

CHAPITRE II

OBSERVATIONS

Observation I

(Relatée par Courtellemont in *Paris Médical*, 8 mai 1915).

C..., âgé de soixante ans, jouit habituellement d'une bonne santé; il n'a pas d'antécédents notables. Vers la fin du mois de juillet 1909 (environ trois semaines avant notre première consultation), il se blesse légèrement au pied gauche sur une dent de râteau, en travaillant dans son jardin; la petite plaie, d'apparence insignifiante, est soignée par lui; elle guérit au bout de quelques jours.

Le mercredi 11 août, soit environ quinze jours après l'accident, le pied gauche devient un peu lourd, raide et s'allonge en équin; en même temps existe un trismus incomplet. Le lendemain et les jours suivants, ces sensations et cette déformation du pied s'accentuent, sans que le trismus se modifie. Bref, jusqu'au dimanche 15, les troubles ne font qu'augmenter, sauf le trismus qui reste stationnaire.

Pendant toute cette première période, les troubles consistaient en trismus léger, contracture et déformation du membre inférieur gauche, ébauche d'atteinte de la nuque et du tronc, sueurs abondantes.

Le trismus n'a jamais été jusqu'à la fermeture absolue des mâchoires; il se bornait à l'impossibilité pour le malade d'ouvrir complètement la bouche; il était permanent et s'exagérait par un spasme à l'approche d'un aliment; aussi, le sujet était-il très gêné pour manger, il ne pouvait plus mastiquer.

Au membre inférieur gauche, existaient une déformation permanente et des paroxysmes douloureux; déformation et paroxysmes étaient localisés au pied et à la jambe. La déformation permanente consistait dans l'attitude du pied en équin, les orteils fléchis vers la plante, le mollet contracté formant une masse dure. Sur cet état se greffaient, par intermittences, des redoublements de contracture au niveau de la jambe et du pied; ces paroxysmes étaient très douloureux; ils se produisaient sous l'influence d'un bruit subit (coup de sonnette, par exemple), ou des mouvements (quand le malade se retournait dans son lit ou essayait de se lever).

L'ébauche de généralisation se manifestait au moment de ces redoublements de contracture de la jambe gauche et du pied gauche; en effet, quand les accès étaient violents, tout le corps semblait en subir le contre-coup; le trismus augmentait, le tronc devenait raide, et les trois autres membres présentaient peut-être aussi une légère raideur, mais le malade ne peut être affirmatif sur ce dernier point. Le dimanche 15 août, quand le Dr Hurtrel fut appelé pour la première fois, il trouva le malade couché sur le dos, sans oreiller et incapable de s'asseoir dans son lit, en raison de la raideur du tronc et des paroxysmes que déterminait toute tentative faite pour se dresser ou s'asseoir.

Enfin, C... se plaignait de sueurs abondantes. Il ne semble pas qu'il ait eu de la fièvre; toutefois, la température n'a pas été prise au thermomètre.

Le Dr Hurtrel diagnostique le tétanos, prescrit le repos absolu, l'obscurité, et administre le chloral (de 3 à 8 grammes par jour, suivant l'intensité des crises).

Dès le soir et le lendemain 16, l'état s'améliore; le trismus s'atténue, toute ébauche de généralisation disparaît; mais l'état reste sensiblement le même à la jambe gauche.

Nous voyons le malade le mardi 17 août, en consultation avec notre confrère. Il est couché; le membre inférieur gauche repose en abduction sur le lit, la jambe demi-fléchie sur la cuisse; le pied est en hyperextension, c'est-à-dire allongé en équin, et cette attitude paraît poussée au degré maximum; les cinq orteils sont fléchis fortement vers la plante. Tous les muscles de la jambe sont contracturés; ils sont durs; le relief du soléaire et des jumeaux du mollet est des plus accentué; l'aspect est tout à fait frappant, cet état ne ressemble à rien qu'à une contracture violente des muscles de la jambe et du pied, prédominant sur les muscles du mollet.

Cette contracture est permanente; il est impossible de modifier l'attitude du pied; mais le genou peut s'étendre complètement, la hanche est mobile, la cuisse peut se fléchir sur le bassin, quoique en offrant un peu de résistance. En raison de l'état du pied, le blessé ne peut s'asseoir qu'à la condition de s'asseoir sur le bord du lit, la jambe pendante.

Il n'existe pas de contracture des muscles du dos, ni de la nuque, pas de trismus.

Parfois, de préférence, à l'occasion d'un mouvement, se produit une « crampe » douloureuse dans la jambe et le pied gauches; c'est un paroxysme limité à ces deux régions.

Le malade parle avec facilité, il est gai, jovial même. Il ne présente aucun signe de lésion viscérale.

On retrouve au pied la cicatrice, linéaire, longue de 8 millimètres environ, du traumatisme survenu trois semaines auparavant.

Nous pratiquons une injection épidurale de 10 centimètres cubes de sérum antitétanique, et conseillons la continuation du chloral à la dose de 6 à 8 grammes en vingt-quatre heures. La semaine suivante se passe sans aggravation, mais sans amélioration notable; les symptômes restent entièrement limités à la jambe et au pied gauches, et il n'y a que de faibles et rares paroxysmes limités, eux aussi, à ces mêmes régions. Le Dr Hurtrel a pratiqué pendant ce temps trois injections sous-cutanées de 10 centimètres cubes de sérum antitétanique.

Le 23, la dose de chloral est abaissée à 3 ou 4 grammes; la nuit suivante, se manifeste une aggravation des troubles; crampes nombreuses et douloureuses dans la jambe gauche, sueurs; quelques crampes dans la jambe droite; quelques coliques abdominales (avec durcissement de la paroi abdominale, par contracture de ses muscles), quelques douleurs lombaires (par contracture spasmodique des muscles de la région).

Le matin du 24, le membre inférieur droit est un peu raide; la dose de chloral est augmentée tout de suite. Nous revoyons le malade, l'après-midi, avec le Dr Hurtrel; le membre inférieur droit est indemne; la partie inférieure de la paroi abdominale est un peu dure; à part ce signe, les troubles sont toujours étroitement localisés à la jambe et au pied gauches, et affectent toujours la même forme; toutefois, les redoublements spasmodiques, les crampes, comme dit le malade, y sont un peu plus fréquents qu'à notre première consultation; nous les produisons, en particulier, en cherchant à corriger l'équinisme.

Une nouvelle injection épidurale de 10 centimètres cubes de sérum antitétanique est pratiquée; le reste du traitement est continué. A partir de ce moment, l'amélioration se dessina progressivement. Mais le sujet conserva, pendant un mois et demi environ, une raideur dans la jambe et le pied gauches, et il ne pouvait poser le pied à terre sans ressentir une crampe pénible. La guérison complète ne survint qu'après cette longue période.

Observation II

(Relatée par le Dr Paul Carnot, in *Paris Médical*, 11 décemb. 1915).

Il s'agit d'un soldat blessé par un éclat d'obus au bras gauche le 16 juin 1915 et évacué sur la Flèche après injection de 10 centimètres cubes de sérum antitétanique.

La plaie guérit en quinze jours; néanmoins, au trentième jour, apparaît à son niveau une petite cloque avec une goutte de pus. Dès cette époque, le sujet ressentait, par intervalles, de petites douleurs dans le bras blessé, mais qui paraissaient peu importantes. Aussi fut-il envoyé en permission d'abord, puis au dépôt de son corps, le 6 août. A son retour, le bras étant devenu douloureux et sa contracture empêchant son extension, il fut exempt de service huit jours. Enfin, les phénomènes tétaniques se caractérisant très nettement, il fut envoyé, en pleine crise, à l'hôpital de contagieux d'Epinal le 19 août 1915, soit plus de deux mois après la blessure initiale et l'injection sérique préventive.

A son arrivée, et sous l'influence aggravante du déplacement, le malade présente, au membre supérieur gauche, une « contracture permanente locale avec spasmes tétaniques » presque subintrants. Le bras contracturé reste accolé au thorax, l'avant-bras fléchi et maintenu par la main saine; brusquement il est projeté en avant par un spasme douloureux de quelques secondes. Ce spasme se reproduit plusieurs fois par minute ; le moindre bruit, un courant d'air, un attouchement léger, une émotion le réveillent.

Bien que le tétanos soit presque uniquement localisé au membre blessé, cependant on constate une très légère raideur de la nuque, un peu de strabisme, quelques rares crampes dans le bras droit et dans les jambes. « Pas de trismus » ; pas de gêne de la déglutition, pas de dyspnée, ni de contracture des muscles respiratoires.

La plaie, située à la face antérieure du bras, à quelques travers de doigt au-dessus du pli du coude, est entièrement cicatrisée : elle ne paraît ni rouge ni œdémateuse et ne donne lieu à aucun suintement. La température est de 38°5.

Immédiatement après l'arrivée du malade (19 août) il est pratiqué une « injection intraveineuse de 40 centimètres cubes de sérum antitétanique »; mais, comme le sujet avait déjà reçu, deux mois auparavant, 10 centimètres cubes de sérum, on se méfie d'accidents anaphylactiques possibles et l'on emploie la technique d'injections, par très petites doses initiales, de Besredka; il ne se produit, d'ailleurs, aucune réaction anaphylactique locale ou générale, non plus qu'aux injections suivantes pratiquées sans ces précautions.

Le lendemain, 20 août, peu de modifications ; les crises tétaniques sont intenses, localisées presque uniquement au bras gauche. En raison du caractère local de la contracture (et aussi du strabisme un peu anormal), on examine l'état nerveux du sujet et l'on prélève, par ponction lombaire, le liquide rachidien, qui n'est pas hypertendu, sort clair et ne présente d'ailleurs, à l'examen chimique et microscopique, aucun caractère anormal. On profite de la ponction lombaire pour faire une « injection intrarachidienne de 20 centimètres cubes de sérum » ; aucune réaction anaphylactique. Les crampes tétaniques, loin de diminuer, augmentent, d'ailleurs, de fréquence et de violence. La température est de 38°7.

Le surlendemain, 21 août, on décide d'explorer le foyer de l'ancienne blessure, à la recherche de pus ou de corps étranger pouvant expliquer le dépôt et la reviviscence tardive de spores tétaniques. L'incision a lieu en plein tissu cicatriciel; mais on ne trouve ni pus, ni débris vestimentaires ; le seul fait un peu anormal que l'on constate est un décollement des tissus qui permet l'introduction d'une sonde cannelée à 6 centimètres de profondeur, mais sans aucun suintement. Néanmoins, on fait au niveau de la plaie, une injection de 10 centimètres cubes de sérum antitétanique.

On fait, d'autre part, le long des trajets nerveux, à la face interne du biceps, vers l'aisselle, une série d'injections profondes de sérum (30 centimètres cubes); soit en tout, une « injection interstitielle de 40 centimètres cubes de sérum antitétanique ». Amélioration légère quant à l'intensité des crises ; mais cette amélioration est surtout due au chloral, dont le malade prend 6 grammes par jour, en potion ; la température descend et n'est plus, le 22, que de 37°6 le matin, de 37°9 le soir.

Le 22, « injection intraveineuse de 40 centimètres cubes de sérum antitétanique ; le 23, injection intraveineuse de 20 centimètres cubes ».

L'amélioration persiste, mais sans s'accentuer, et les crampes tétaniques continuent toujours, quoique un peu moins violentes. La température est, le 23, de 37°2, le matin, de 37°8 le soir ; le 24, de 37°3 le matin et 37°7 le soir ; le 25, de 37 degrés le matin et 37°7 le soir. Le chloral est continué. Il n'est pas fait de nouvelle injection sérique.

Au total, et à cette date, le malade a reçu, en plus de 10 centimètres cubes de l'injection préventive, et sans aucun accident anaphylactique, « 160 centimètres cubes de sérum antitétanique », dont 100 centimètres cubes par voie intraveineuse, 20 centimètres cubes par voie intrarachidienne et 40 centimètres cubes par voies interstitielle et paranerveuse.

Le 26, la température tend à remonter et est de 38 degrés le matin. Les contractures tétaniques semblent augmenter ; il y a à nouveau, un peu de raideur de nuque, quelques crampes dans le bras opposé et dans les jambes. On décide d'injecter, une fois encore, du sérum antitétanique, celui-ci ayant été jusqu'ici remarquablement supporté.

On fait, comme précédemment et sans technique spéciale, une injection intraveineuse de 20 centimètres cubes. Mais à peine l'injection est-elle terminée que le sujet change de figure, se congestionne, a des bouffées de chaleur, un malaise général. Il étouffe, devient cyanotique, a une sensation d'angoisse extrême avec gêne respiratoire et douleur rétro-sternale ; en même temps le pouls devient filiforme, incomptable ; une hypotension extrême se manifeste. Bref, il se produit brutalement un tableau très dramatique qui est exactement celui que l'on observe expérimentalement après l'injection déchaînante lors du choc anaphylactique. Après quelques minutes angoissantes, la face violacée rougit à nouveau ; des sueurs profuses apparaissent à la face et aux membres, mais « exclusivement du côté non tétanisé ». Le cœur affolé se calme un peu, la pression remonte et le pouls redevient perceptible, la dyspnée et l'angoisse respiratoire diminuent. Cependant, toute la journée, le malade conserve une grande anxiété, une sensation de mort prochaine ; le pouls est à 140 ; l'hypotension persiste et la situation reste grave. Les crises tétaniques n'ont, cependant, pas cessé ; elles se manifestent avec fréquence et intensité ; elles siègent toujours de façon prédominante au membre supérieur gauche, mais quelques-unes surviennent aux jambes et au membre supérieur droit. La dysphagie est telle que le sujet ne peut même pas avaler les boissons. Le choc anaphylactique semble, à ce moment, avoir accentué les phénomènes tétaniques.

Le lendemain, 27 août, dans la matinée, vingt-quatre heures après le drame précédent, et sans nouvelle injection, le malade, qui paraissait momentanément hors de danger, est brusquement repris d'accidents semblables à ceux de la veille. Le visage se cyanose ; le cœur s'affole, la dyspnée éclate, violente, paroxystique ; l'anxiété redevient extrême avec sensation de mort imminente ; le pouls est incomptable et l'hypotension considérable ; des sueurs profuses couvrent encore le côté droit non tétanisé. Sous l'influence d'injections d'éther, de caféine, de sérum adrénaliné, la tension remonte et les accidents dramatiques s'atténuent à nouveau. Néanmoins, le pouls reste toute la journée hypotendu, filiforme et rapide (140 pulsations par minute) ; la température est de 39 degrés le 27 au soir, de 39°7 le 28 au matin. L'angoisse persiste avec agitation psychique, le sujet, très courageux cependant, ayant l'impression d'une fin prochaine et demandant sans cesse ses parents avant sa mort. Les crampes tétaniques se sont encore exacerbées au bras gauche; quelques-unes même apparaissent dans les jambes et dans le bras droit, raideur de la nuque modérée, pas de trismus, dysphagie très accentuée.

Les accidents anaphylactiques continuent, avec une moindre brutalité, pendant quelques jours, caractérisés par de l'hypotension, de la tachycardie (140 pulsations), un malaise extrême. La température reste haute (39°5, 39°7).

Localement, la plaie est devenue rouge, œdémateuse et indurée, ainsi d'ailleurs que toutes les régions injectées de sérum, mais sans phénomènes de nécrose (anaphylaxie locale).

Puis, assez brusquement, à partir du quatrième jour, la température redescend à 38°9 le 30 au soir, à 37°8 le 31 au matin, à 37°4 le 31 au soir. Le pouls tombe de 140 à 112 pulsations à la minute. L'anxiété s'atténue considérablement; la confiance renaît et le malade reprend sa confiance antérieure. Les crampes tétaniques elles-mêmes diminuent d'intensité et de fréquence (une douzaine seulement dans les vingt-quatre heures), et il persiste surtout une contracture permanente pliant l'avant-bras sur le bras. La dysphagie a disparu; le malade boit, l'appétit revient. Bref, cinq jours après le choc anaphylactique se produit un brusque revirement, une véritable période critique, avec atténuation rapide de tous les symptômes, non seulement anaphylactiques, mais aussi tétaniques, et avec une détente générale. Le sujet en a d'ailleurs conscience et lui, si agité et si convaincu de sa fin prochaine, déclare, un beau matin, qu'il est sauvé et qu'il va bien, de la même façon que le fait un pneumonique au jour de la crise.

A partir de ce moment, les crises tétaniques diminuent de plus en plus. La contracture permanente subsiste cependant longtemps encore, avec hyperexcitabilité neuromusculaire. Le sujet reste, toute la journée, l'avant-bras gauche plié sur le bras, le bras collé contre le thorax et la main saine maintenant le membre gauche pour éviter les positions de contracture extrême. Il reste, pendant des heures, un poids suspendu au membre malade pour en déterminer progressivement et lentement l'extension. Il n'y a plus de crampes douloureuses. La température reste légèrement supérieure à la normale pendant un mois, oscillant entre 37 degrés le matin et 37°5 le soir, puis elle redevient normale. L'appétit renaît et, parallèlement, le poids remonte de 54 à 59 kilogrammes.

Le sujet reprend peu à peu ses forces. Il part en convalescence le 15 octobre, conservant un léger degré de contracture en flexion du membre supérieur gauche qui n'en empêche pas l'usage.

Observation III

(Due à l'obligeance de M. le professeur Mériel).

L... Julien, du 342e d'infanterie, est blessé le 28 septembre 1915, à Virginy, par des éclats d'obus. Le premier pansement est fait sur place, une heure après. Le deuxième est fait à l'ambulance, où l'on pratique une injection antitétanique.

Le blessé arrive à Foix (hôpital n° 1) le 3 octobre. Il présentait une plaie superficielle de la région frontale gauche, une plaie en séton au niveau du tiers supérieur de la cuisse gauche et une autre plaie en séton au niveau du tiers inférieur de la jambe gauche.

Le 8 octobre, dans la soirée, le blessé commence à ressentir des douleurs dans le membre inférieur. Les plaies ont bon aspect. Pas de température.

Le 9 octobre, on constate des contractions brusques et involontaires du membre inférieur gauche qui vont en s'exagérant dès qu'on touche le blessé. Pas de localisation aux autres membres. Pas de trismus ni de raideur de la nuque. Température, 38°2. Pouls, 102. Nuit agitée.

Le 10, en présence de ces accidents tétaniformes qui persistent, d'une température de 38 degrés, on fait une injection de 10 centimètres cubes de sérum antitétanique.

Le 11, nouvelle injection de sérum antitétanique et lavement avec 1 gramme de chloral. On isole le blessé.

Le soir, les contractions localisées toujours et uniquement au membre inférieur gauche reviennent par crises qui sont très douloureuses, empêchent tout sommeil et nécessitent finalement une injection de morphine.

Les 12, 13, 14 et 15, état stationnaire, et l'injection de 5 centimètres cubes est répétée tous les jours. On continue également le chloral et la morphine.

Le 15, cependant, les contractions diminuent un peu, la contracture apparaît, accentuée surtout au niveau des muscles de la fesse et de la face postérieure de la cuisse.

En outre, le malade accuse de vives douleurs et pousse des cris, surtout la nuit. Aussi donne-t-on trois lavements de chloral par jour, et le soir, vers 9 heures, une injection de morphine.

Pendant les cinq jours suivants, on essaie d'interrompre les injections antitétaniques, mais les contractures et les douleurs se font plus violentes. Aussi reprend-on les injections le 21, et on les continue tous les jours jusqu'au 26, à la dose de 5 centimètres cubes chaque fois.

Pour déshabituer le blessé de sa piqûre quotidienne de morphine, on essaie de la remplacer par une potion avec du sirop de morphine. Il n'en continue pas moins à se plaindre toute la nuit. Il urine au lit, il a le délire, il est très altéré.

Les contractions tendent à disparaître progressivement, mais la contracture persiste.

Du 28 octobre au 2 novembre, on ne fait plus qu'une injection de 5 centimètres cubes de sérum antitétanique tous les deux jours.

Du 4 au 19 novembre, injection tous les trois jours seulement ; du 22 novembre au 3 décembre, tous les quatre jours, et du 3 au 17 décembre tous les cinq jours. En même temps, on diminue progressivement la dose de chloral : de 15 grammes, on arrive à 5 grammes par vingt-quatre heures ; on supprime un, puis deux lavements dans la journée, et, le 20 décembre, on les cesse complètement.

Parallèlement, la dose de morphine est peu à peu réduite au point d'être supprimée le 25 décembre.

Les symptômes tétaniques localisés au membre inférieur gauche se sont enfin lentement atténués. La jambe, qui est demeurée pendant longtemps fléchie sur la cuisse à angle droit, s'étend peu à peu, et la contracture disparaît. Les orteils, d'abord repliés en griffe, reprennent progressivement l'attitude et les mouvements normaux.

Les plaies, qui avaient suppuré abondamment pendant la durée des crises tétaniques, sont actuellement en bonne voie de guérison.

Au début de janvier, le blessé se lève et marche, en traînant encore un peu la jambe. L'état général est excellent.

Observation IV

(Due à l'obligeance de M. le professeur Mériel).

Il s'agissait d'un blessé, M... Joseph, atteint le 7 juillet 1915 d'un éclat d'obus à la cuisse gauche. Les plaies étaient cicatrisées et il allait quitter mon service lorsque, le 7 septembre, exactement deux mois après la blessure, il fut pris brusquement de dysphagie et de trismus sans lésion de la gorge. Cette dysphagie était simple et non accompagnée d'hydrophobie, comme dans le tétanos splanchnique. Il n'existait pas non plus de paralysie faciale.

Le 8 septembre, apparaissait la raideur de la nuque et la céphalée, la température montait à 38°5.

Le diagnostic d'angine fut vite écarté, et, malgré la date éloignée de la blessure, malgré la certitude d'une injection préventive de sérum antitétanique après la blessure, je pensai au tétanos céphalique. Je fis, le même jour, une injection de 10 centimètres cubes de sérum antitétanique.

L'injection fut renouvelée dès le surlendemain, à la dose de 5 centimètres cubes, avec, en outre, un lavement de chloral.

Le 11 septembre, la raideur de la nuque et le trismus cédèrent un peu, mais la dysphagie restait stationnaire.

Je refis une autre injection de 5 centimètres cubes, et, le lendemain, la contracture cervicale avait disparu, le trismus cédait de plus en plus, en même temps que la dysphagie s'atténuait sensiblement.

Le 15 septembre, enfin, les accidents avaient définitivement disparu, et le blessé put partir en convalescence le 22 septembre.

Observation V

(Relatée par Vincent et Wilhelm in *Réunion médicale de la Ve Armée*, 27 novembre 1915).

Le malade dont il s'agit a une fracture de cuisse par éclat d'obus; il est traité par le débridement large et la désinfection. On lui fait une injection préventive de 10 centimètres cubes de sérum antitétanique.

Dix jours après la blessure, apparaît un tétanos localisé à la partie inférieure du corps. Il y a des crampes douloureuses des deux membres, de faux besoins d'uriner avec impossibilité du cathétérisme vésical, de la polypnée. Il n'existe ni contracture du tronc ni raideur de la nuque.

La mort survient, dans le coma, moins de vingt-quatre heures après le début des phénomènes tétaniques.

CRITIQUE DES OBSERVATIONS PRÉCÉDENTES

Il ne nous semble pas que, dans les observations précédentes, le moindre doute puisse subsister quant à la nature tétanique de ces affections. C'est, d'ailleurs, ce que nous démontrera facilement l'examen des différentes affections capables de réaliser un tableau clinique semblable à celui du tétanos partiel.

I. — HYSTÉRIE

Dans l'observation I, l'hystérie n'est même pas à envisager, car le malade, âgé, n'en présentait pas les stigmates, n'en avait jamais eu d'accidents et n'offrait aucun trouble de la sensibilité. Enfin, le trismus et l'ébauche de généralisation font facilement rejeter ce diagnostic. Enfin, pour toutes les autres observations, on ne trouve également, ni dans les antécédents héréditaires, ni dans les antécédents personnels, rien qui puisse faire suspecter le malade d'hystérie ; pas de stigmates.

II. — MONOPLÉGIE SPASMODIQUE

Dans tous ces cas, une monoplégie de cause cérébrale ou médullaire n'aurait pas donné une localisation aussi nette. Enfin, les paroxysmes douloureux, l'absence de troubles cérébraux (ictus, vertiges, céphalée), l'absence de modifications des réflexes, la guérison relativement rapide de l'affection, ne permettent pas de l'attribuer à une lésion cérébrale.

III. — INTOXICATION PAR LA STRYCHNINE

Nous ne parlerons que pour mémoire de l'intoxication par la strychnine, car, dans ces différents cas, rien n'a pu être décelé dans cette voie. Le doute n'est donc pas permis ; il s'agissait bien, dans toutes ces observations, de tétanos et de tétanos partiels.

CHAPITRE III

CAUSES DE LA LOCALISATION DES TÉTANOS PARTIELS

A priori, on pourrait attribuer la localisation de la toxine tétanique à trois causes :

1° La première serait celle d'une affection spéciale semblable, mais non identique au tétanos. Nous n'en parlerons que pour mémoire, car, quelles que soient les différentes formes sous lesquelles le tétanos puisse se présenter, elles se rattachent toutes à une même affection : le tétanos; à un même bacille : le bacille de Nicolaier. Cette unité s'affirme par le caractère même des contractures permanentes et par leurs paroxysmes douloureux ; elle s'affirme surtout par l'ébauche de généralisation qu'on observe dans la plupart des cas. Cette cause d'une affection spéciale étant éliminée, on peut en invoquer deux autres : soit la diminution de la virulence du bacille (influence de la graine), soit l'augmentation de la résistance de l'organisme (influence du terrain).

2° La diminution de la virulence du bacille de Nicolaier pouvait surtout s'invoquer en temps de paix, alors que les cas de tétanos étaient relativement rares, et, dans ces conditions, on aurait compris qu'à doses atténuées la toxine tétanique se borne aux groupes musculaires du membre infecté, donnant lieu à un tétanos partiel. Mais, depuis la guerre, cette influence de la moindre virulence du bacille semble devoir être plus rarement invoquée. On sait, en effet, qu'un des meilleurs moyens d'exalter la virulence d'un bacille est de le faire passer successivement chez un certain nombre d'animaux. On arrive ainsi à décupler, à centupler la virulence primitive du bacille. Or, depuis la guerre, surtout au début, par suite de l'impossibilité de faire dans tous les cas de blessures une injection préventive de sérum antitétanique, les cas de tétanos ont été très fréquents. Par conséquent, cela, loin de diminuer la virulence du bacille, doit au contraire l'augmenter dans des proportions considérables, comme on le constate d'ailleurs dans toutes les épidémies. Donc, ce n'est que dans des cas peu nombreux que l'on peut attribuer à la diminution de la virulence du bacille de Nicolaier les cas de tétanos partiels.

3° A notre avis, la cause de ce tétanos partiel réside le plus souvent dans l'immunisation préventive incomplète de l'organisme par le sérum antitétanique. En effet, si le plus souvent la sérothérapie préventive antitétanique immunise de façon complète, il est des cas où, sans qu'on sache bien pourquoi, le tétanos se déclare après une injection préventive du sérum. Cette immunisation préventive incomplète peut être attribuée à des causes diverses.

a) On peut, en premier lieu, incriminer l'insuffisance de l'injection préventive de 10 centimètres cubes de sérum. Si cette dose est suffisante pour assurer dans la plupart des cas une immunité antitétanique complète, il est des cas cependant où cette dose peut être insuffisante pour des raisons encore mal connues.

b) Si la dose de 10 centimètres cubes est légèrement insuffisante, plus insuffisante encore est l'injection unique. Contre une affection qui, comme le tétanos, a une incubation souvent très longue, il faut une antitoxine dont l'action se fasse sentir pendant toute la durée de la période d'incubation. Or, de l'avis de presque tous les physiologistes, le sérum injecté dans l'organisme n'y séjourne pas plus d'une vingtaine de jours. Après ce délai, on peut considérer que l'action antitoxique du sérum est très diminuée, sinon épuisée, bien qu'il y ait encore dans l'organisme une substance ou peut-être seulement une simple modification des albumines du sang; en tous cas, modification profonde, puisqu'elle est capable de déchaîner, lors d'une seconde injection, le redoutable choc anaphylactique. Si donc, après vingt jours, le bacille de Nicolaier parvient à se développer, soit à la faveur de la pullulation des microbes associés, soit par suite de ce fait que les spores tétaniques, phagocytées dans l'intérieur des leucocytes, peuvent y rester vivantes pendant plusieurs mois et se libérer ensuite, après détérioration du leucocyte, il en résultera un tétanos tardif, mais généralement plus bénin que les formes à incubation de courte durée. C'est pourquoi il nous semble qu'il y aurait lieu de suivre la technique indiquée par Roux et Vaillard, qui consiste en une série d'injections de 10 centimètres cubes faites à une semaine d'intervalle.

Bérard et Lumière ont également montré le rôle de réinfection secondaire par mobilisation microbienne que pouvaient jouer les interventions tardives.

En résumé, pour nous, dans la plupart des cas, le tétanos partiel est un tétanos atténué par l'injection sérique antérieure ; c'est ce qui a lieu dans les observations II, III et IV. S'il ne se généralise pas, c'est que la toxine tétanique rencontre dans sa généralisation un obstacle par suite de l'antitoxine du sérum qui réalise une immunisation partielle. Il y a là une analogie avec la bénignité de la fièvre typhoïde chez les individus antérieurement vaccinés. Mais il ne faut pas oublier que cette règle comporte un certain nombre d'exceptions. Nous avons vu, en effet, que le tétanos splanchnique est le plus souvent mortel ; le tétanos céphalique offre également une grande mortalité ; enfin, l'observation V nous montre un cas de tétanos paraplégique inférieur dont l'issue a été fatale. C'est dire que la bénignité des tétanos partiels, si elle répond à la majorité des cas, n'est pas cependant une règle absolue.

CHAPITRE IV

DU TRAITEMENT SÉROTHÉRAPIQUE DES TÉTANOS PARTIELS

Comme nous venons de le voir, les tétanos partiels sont, le plus souvent, des tétanos atténués, ainsi que le montre leur longue incubation, leur localisation, leur bénignité relative. Il est par suite évident que, contre une affection généralement beaucoup moins grave que le tétanos généralisé, les moyens d'action seront beaucoup plus efficaces. Dans ces affections, qui tendent souvent d'ailleurs à la guérison spontanée, on sent que la partie n'est pas perdue d'avance, que le plus léger aide apporté à la *natura medicatrix* fera pencher la balance en faveur de la guérison. Mais quelle méthode de traitement adopter? Se basant sur l'inutilité à peu près absolue de la sérothérapie curative dans le tétanos aigu, on a abandonné complètement ce mode de traitement. Cette manière de voir est concrétisée dans la phrase suivante : Le sérum antitétanique a une action préventive absolue, une action curative nulle.

Or, la première partie de cette proposition ne nous semble pas tout à fait vraie et la seule lecture des observations précédentes montre qu'un tétanos tardif partiel peut parfaitement se développer malgré une injection sérique antérieure. Qu'il s'agisse, dans la plupart de ces cas, de tétanos atténué, et atténué par l'injection préventive de sérum, c'est évident, mais, enfin, présentée sous cette forme, la première partie de la proposition n'est pas tout à fait exacte. La deuxième partie de la proposition l'est-elle davantage? Nous ne le pensons pas. En se basant sur de nombreux échecs dans le tétanos aigu déclaré, on a trop conclu à l'inutilité de la sérothérapie curative et on a cherché à lui substituer un certain nombre de médications. Le chloral à haute dose, l'acide phénique en injections sous-cutanées, selon la méthode de Baccelli; le sulfate de magnésie en injections intrarachidienne ont été tour à tour utilisés sans plus de succès. Or, à notre avis, il faut distinguer. C'est surtout dans les formes à évolution rapide où la toxine tétanique déjà fixée sur les centres nerveux ne peut plus être neutralisée que le sérum antitétanique échoue. Mais, au contraire, dans les tétanos partiels, qui sont des formes chroniques l'action du sérum est presque toujours certaine, car les conditions d'action sont tout autre que dans les formes aiguës. Nous voyons, en effet, dans l'observation III, que toutes les fois que l'on a voulu cesser les injections de sérum, les contractures et les douleurs se sont faites plus violentes, alors qu'il suffisait ensuite d'une simple injection de 5 centimètres cubes pour diminuer dans de grandes proportions tous ces symptômes. A notre avis, le sérum antitétanique a donc sur ces formes chroniques une action très efficace, plus efficace en tous cas que celle de tous les autres modes de traitement.

Reste maintenant à envisager une question fort importante : celle des accidents anaphylactiques. Nous ne voulons pas ici passer en revue les nombreux procédés recommandés pour éviter le choc anaphylactique; mais il nous semble qu'à ce point de vue la question du choix de la voie d'injection n'est pas indifférente. Dans ces derniers temps, on a préconisé surtout, comme plus actives, les voies intraveineuses et intrarachidiennes. Or, la voie intraveineuse semble être la plus capable de déclancher le choc anaphylactique; on ne s'y prend pas autrement chez les animaux pour l'obtenir. Dans ces conditions, et étant donné que la voie intraveineuse ne semble pas jouir d'une action thérapeutique supérieure à celle des autres procédés d'injection, ce procédé nous paraît à rejeter comme dangereux. Quant à la voie intrarachidienne, elle ne nous semble pas non plus très recommandable, car elle peut déclancher très facilement le choc anaphylactique, comme cela s'est produit souvent au cours de la sérothérapie de la méningite cérébrospinale, ou même amener des accidents de collapsus cardiaque fort inquiétants. Mais, si dans la méningite cérébro-spinale, cette voie est la seule efficace, il n'en est pas de même dans le tétanos où la supériorité des injections intrarachidiennes n'est nullement démontrée.

Reste la voie sous-cutanée qui est, à notre avis, la seule à utiliser, la voie de choix. Son action est aussi efficace que celle des autres procédés, et elle offre le grand avantage d'exposer beaucoup moins le malade aux accidents d'anaphylaxie. Pour diminuer encore les chances d'accidents, il semble que la technique des petites injections sous-cutanées offre toute garantie à ce sujet. Elle consiste à injecter des doses faibles de sérum, 5 centimètres cubes en moyenne, mais répétées chaque jour pendant un certain temps. En effet, si des injections minimes de sérum peuvent causer des accidents anaphylactiques, par contre, ceux-ci ont beaucoup plus de chance de se produire après de fortes doses. C'est, d'ailleurs, ce qui s'est passé dans l'observation II où le choc anaphylactique ne se produisit qu'après l'injection restée inoffensive de 160 centimètres cubes.

A notre avis, le traitement des tétanos tardifs partiels par la méthode sérothérapique ne dispense nullement d'employer les autres procédés de traitement. En particulier, le chloral et la morphine seront toujours des auxiliaires précieux et pourront aider beaucoup à la guérison. Ce que nous avons voulu surtout montrer dans cette thèse, c'est que le sérum antitétanique a, dans certains cas bien déterminés, une action curative certaine.

CONCLUSIONS

I. — Les tétanos partiels tardifs localisés aux membres ou à la tête révèlent, dans la majorité des cas, une atténuation de virulence de la toxine.

II. — La moindre gravité habituelle des tétanos partiels tient très souvent à une injection antérieure de sérum antitétanique.

III. — Ainsi qu'il ressort des observations précédentes, les tétanos partiels sont des formes souvent curables, et curables par la sérothérapie antitétanique.

IV. — La voie d'injection la plus recommandable est la voie sous-cutanée, car les voies intraveineuses et intrarachidiennes donnent beaucoup plus facilement lieu au choc anaphylactique sans être pour cela beaucoup plus efficace.

V. — Le procédé des injections quotidiennes minimes (5 centimètres cubes environ) semble préférable à celui des doses massives qui provoquent plus facilement les accidents anaphylactiques.

VI. — Le traitement curatif des tétanos partiels par le sérum ne dispense pas des autres procédés de traitement, en particulier du chloral et de la morphine, qui peuvent être des adjuvants très utiles.

BIBLIOGRAPHIE

Albert, *Etude sur le tétanos céphalique* (th. de Lyon, 1890).

Belot, Un Cas de tétanos céphalique avec parésie de l'hypoglosse (*Wien. klin. Wochensch.*, 23 avril 1903, p. 500).

Bérard et Lumière, *Académie de Médecine*, 1915.

Boinet et Monges, Tétanos traumatique guéri à la suite de l'injection sous-arachnoïdienne, sous-cutanée et intramusculaire de 790 centimètres cubes de sérum antitétanique (*Province Médicale*, 1910, p. 386).

Carnot, Tétanos local et tardif (*Paris Médical*, 11 décembre 1915).

Claude et Lhermite, *Presse Médicale*, 14 octobre 1915.

Courmont et Doyon, *Monographie du tétanos*, Paris, 1899.

Courtellemont, les Tétanos partiels et en particulier les tétanos partiels des membres (*Paris Médical*, 8 mai 1915).

— Tétanos utérin à forme chronique, injections épidurales de sérum antitétanique et traitement médicamenteux, guérison (*Progrès Médical*, 1911, p. 200).

Courtois-Suffit et René Giroux, Tétanos partiel localisé au membre inférieur gauche (*Académie de Médecine*, 25 janvier 1916).

Demontmerot, *De la forme paraplégique dans le tétanos chronique* (th. de Paris, juillet 1904, n° 471).

Essau, Un Cas de tétanos local de la main (*Deutsch. medicin Wochenschr.*, 14 avril 1910, n° 15, p. 708-709; anal. in *Presse Médicale*, 1910, p. 512).

Hale, Case of cephalie tetanus treated with antitetanie serum (*The British medical journal*, 9 juillet 1898).

Klemm, les Contractures locales comme premier symptôme du tétanos *(Deutsch. Zeitschr. f. Chir.*, 13 février 1896, vol. XLII, fasc. 4 et 5, p. 453; anal. in *Presse Médicale*, 1896, p. 119).

Mériel, Deux Cas de tétanos partiels *(Société de Chirurgie*, février 1916).

Milian et Lesure, De l'action curative du sérum antitétanique *(Paris Médical*, 16 octobre 1915).

Montois, *Annales de l'Institut Pasteur*, août 1915.

Pereire, *Société Méd. Paris*, 27 août 1915.

Poan de Sapincourt, *Du tétanos céphalique avec paralysie faciale* (th. de Paris, juin 1904, n° 401).

Pozzi, *Academie de Médecine*, 9 novembre 1915.

Rose, *Ueber den Starkampf Pitha Billroths Handbuch der Allg. und spez. Chirurgie* Erlangen, 1870.

Tavel, Beiträge zur serum therapie des Tetanus *(Correspondzbl. d. Schweitzer,* Aerzte, 1894).

Trevelyan, Remarks of the treatment of tetanus with a report of a case of cephalie tetanus treated by injections of antitoxie serum *(Brit. Med. journal*, 1896, n° 1832, p. 321).

Vincent et Wilhelm, *Réunion Médicale de la Ve Armée*, 27 novembre 1915.

Worms, *Du tétanos bulbo-paralytique (tétanos céphalique avec ophtalmoplégie* (th. de Lyon, novembre 1905, n° 15).

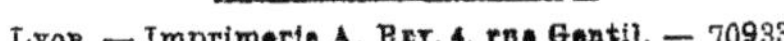

Lyon. — Imprimerie A. Rey, 4, rue Gentil. — 70933

www.ingramcontent.com/pod-product-compliance
Ingram Content Group UK Ltd.
Pitfield, Milton Keynes, MK11 3LW, UK
UKHW020455230726
13925UKWH00005B/1949